DIETA CHETOGENICA VEGETARIANA

La guida completa per uno stile di vita vegetariano e chetogenico

Jason Cooper

Nota Legale

Le informazioni contenute in questo libro e i suoi contenuti non sono pensati per sostituire qualsiasi forma di parere medico o professionale; e non ha lo scopo di sostituire il bisogno di pareri o servizi medici, finanziari, legali o altri che potrebbero essere necessari. Il contenuto e le informazioni di questo libro sono stati forniti solo a scopo educativo e ricreativo.

Il contenuto e le informazioni contenuti in questo libro sono stati raccolti a partire da fonti ritenute affidabile, e sono accurate secondo la conoscenza, le informazioni e le credenze dell'Autore. Tuttavia, l'Autore non può garantirne l'accuratezza e validità e perciò non può essere ritenuto responsabile per qualsiasi errore e/o omissione. Inoltre, a questo libro vengono apportate modifiche periodiche secondo necessità. Quando appropriato e/o necessario, devi consultare un professionista (inclusi, ma non limitato a, il tuo dottore, avvocato, consulente finanziario o altri professionisti del genere) prima di usare qualsiasi rimedio, tecnica e/o informazione suggerita in questo libro.

Usando i contenuti e le informazioni in questo libro, accetti di ritenere l'Autore libero da qualsiasi danno, costo e spesa, incluse le spese legali che potrebbero risultare dall'applicazione di una qualsiasi delle informazioni contenute in questo libro. Questa avvertenza si applica a qualsiasi perdita, danno o lesione causata dall'applicazione dei contenuti di questo libro, direttamente o indirettamente, in violazione di un contratto, per torto, negligenza, lesioni personali, intenti criminali o sotto qualsiasi altra circostanza.

Concordi di accettare tutti i rischi derivati dall'uso delle informazioni presentate in questo libro.

Accetti che, continuando a leggere questo libro, quando appropriato e/o necessario, consulterai un professionista (inclusi, ma non limitati a, il tuo dottore, avvocato, consulente finanziario o altri professionisti del genere) prima di usare i rimedi, le tecniche o le informazioni suggeriti in questo libro.

INDICE

Prefazione

Ciao, Amici.

Questo libro è dedicato a tutte le persone che vogliono cambiare le proprie abitudini e stile di vita. La transizione al vegetarismo è come aprire una porta su un nuovo mondo. Interessante, bello e luminoso. Ogni giorno sarà pieno di nuove scoperte. Nel corso del tempo, noterai dei cambiamenti in te, e sarà una sensazione incredibile che vorrai provare più e più volte. Questo libro non è un almanacco né una guida diretta. Contiene raccomandazioni derivate dalla mia esperienza personale che sono contento di condividere con voi.
Basta iniziare e avrai successo, ne sono sicuro. Qualsiasi viaggio inizia col primo passo.

Buona fortuna!

Cosa è la dieta chetogenica e come funziona?

La dieta chetogenica (da chetone, una dieta priva di carboidrati) è un metodo per perdere peso che prevede un cambiamento nel metabolismo dovuto alla rinuncia ai carboidrati. Con questa dieta, sono i grassi e le proteine e a fungere da fonte di energia.

Teoricamente, i carboidrati sono la nostra fonte di energia. Ma se non vengono riempite le riserve, il corpo percepisce la situazione in cui ci troviamo come estrema e inizia a consumare le cellule di grasso. Ed è per questo che si ottengono risultati incredibili: il grasso diventa la fonte principale di nutrimento del corpo e, perciò, viene bruciato molto in fretta.

L'essenza della dieta è di fare entrare il corpo in uno stato di chetosi per ricavare l'energia non dal glucosio, ma dai chetoni, delle molecole prodotte dal fegato tramite la lavorazione del grasso immagazzinato nel corpo. Per fare ciò, la quantità di carboidrati è ridotta a livelli molto bassi, e la dieta consiste di grassi (60-70% della dieta) e una quantità moderata di proteine (20-

30%). Le diete Paleo e Atkins non sono altro che varianti della dieta chetogenica, e prevedono più proteine e un po' meno grassi.

Meno carboidrati ci sono nella dieta e, perciò, meno glucosio nel sangue, più in fretta il corpo entra nello stato di chetosi e inizia a usare il grasso come carburante.

Le diete chetogeniche vegane non sono consigliate per i bambini e gli adolescenti senza la raccomandazione diretta di uno specialista. Se avessi problemi di salute seri, non dovresti provarla senza prima averne parlato col tuo dottore.

La dieta dovrebbe essere interrotta in caso dovessi sentirti male: qualsiasi dieta dovrebbe essere adatta specificatamente a te e al tuo corpo.Come sapere quando entri in chetosi?

Ci sono alcuni segnali chiave della chetosi grazie a cui puoi capire se il tuo corpo è entrato in questo stato. Questi segnali ti permettono di valutare il livello di chetoni e ridurre il rischio di chetoacidosi.

I seguenti sintomi sono indicativi della chetosi:

• Bocca secca

• Alito cattivo o "fruttato", sapore metallico in bocca

• Odore forte dell'urina

• Poco appetito

• Sensazione di euforia, eccesso di energia

Come ci si sente durante la chetosi?

Nella maggior parte dei casi, con la chetosi come parte di un piano dietetico chetogenico, starai bene, ma proverai anche molti benefici aggiuntivi. Per esempio, molte persone affermano di sentirsi più intelligenti e in grado di concentrarsi meglio quando entrano in uno stato di chetosi. Migliora anche la digestione, dato che degli allergeni noti, come il glutine e il lattosio, non fanno parte della dieta.

La maggior parte delle persone ha anche dei livelli di energia più stabili nel corso della giornata, perché gli acidi grassi e i chetoni sono forme di energia a lungo termine. Quando segui una dieta a base di carboidrati, il tuo corpo è incline ad avere fluttuazioni nei livelli di glicemia per via della natura intrinseca del metabolismo di carboidrati e glucosio.

Nelle prime due settimane di dieta chetogenica, potresti avere qualche problema, perché entrare in uno stato di chetosi può portare a una condizione chiamata "influenza chetogenica", che ti fa sentire un po' male e confuso per un breve periodo di tempo, mentre il tuo corpo si adatta alle nuovi fonte di energia. Non preoccuparti, passa in fretta, e ti sentirai molto meglio dopo aver completato la transizione.Cosa mangiare durante una dieta chetogenica vegetariana?

Come con ogni cambiamento nella dieta, quando inizi una dieta chetogenica vegetariana devi cambiare le tue abitudini, comprare tutti i prodotti necessari e imparare nuovi modi per cucinarli. Una dieta chetogenica rigorosa include la riduzione dei carboidrati a 20 grammi al giorno, che è quasi impossibile da fare per un vegano che vuole rimanere in salute. È meglio seguire il livello massimo di 50 grammi di carboidrati al giorno: è una cifra realistica se escludiamo cereali, legumi e frutta.

Soprattutto all'inizio, pianificare i pasti ti aiuterà a evitare situazioni in cui non riesci a trovare i cibi giusti per preparare un pasto bilanciato.

Consiglio di fare spesso delle analisi del sangue per prevenire uno squilibrio fra micro e macro nutrienti; se necessario, puoi implementarli in forma di integratori e vitamine.Inizia una dieta chetogenica in 5 passi

1. Inizia con un digiuno di un giorno. Puoi bere solo acqua.

2. La dieta dovrebbe includere i grassi "giusti": 4gr per 1kg di peso di proteine, 1gr per 1kg di peso per i carboidrati.

3. È obbligatorio assumere vitamine e minerali (calcio, vitamina D, acido folico).

4. Bevi il più possibile.

Usa i prodotti presenti nella lista de cibi consentiti.I Vantaggi della dieta chetogenica vegetariana

- Perdita di peso

- Riduzione del desiderio di cibo spazzatura e dolci

- Miglioramento delle funzioni cognitive

- Miglioramento della salute fisica
  Miglioramento di salute, benessere e longevità

Fatti interessanti

La dieta chetogenica e la LCHF stanno diventando sempre più popolari, non da ultimo perché sono seguite da molte celebrità, come Kim Kardashian, Matthew McConaughey e Rihanna, e i tabloid parlano molto di questo argomento. Si spera che articoli del genere possano aiutare questi metodi ad acquisire popolarità anche fra i professionisti del settore medico. Uno studio condotto da 26 dottori e scienziati elenca alcuni vantaggi di queste diete che non sono, secondo loro, abbastanza conosciuti dai dottori:

- Ridurre i carboidrati è il modo più efficace per ridurre i livelli di glicemia nel sangue.

- Ridurre i carboidrati comporta vantaggi per la salute senza portare a perdite di peso.

- La quantità di grassi saturi non è correlata al rischio di malattie cardiovascolari.

  Limitare i carboidrati è il modo più efficace per ridurre i livelli di trigliceridi e aumentare quelli delle lipoproteine.

Menu settimanale

Con queste ricette, puoi creare un menu per una o due settimane, seguendole nell'ordine che preferisci.

Colazione:

- Budino di semi di chia o di lino con latte di cocco e una manciata di frutti di bosco.

- Frullato con proteine vegane, avocado, verdure, succo di limone.

- Frittelle di farina di mandorle con frutti di bosco.

Pranzo:

- Un'insalata grande con un avocado intero, broccoli e noci.

- Tofu con spinaci e funghi.

- Spaghetti di zucchine con funghi e salsa di noccioline.

Spuntino:

- Una manciata di frutta secca attivata.

- Frullato di tè matcha, latte di cocco e mandorle.

- Una manciata di frutti di bosco (se non li hai mangiati a colazione).

Cena:

- Gazpacho con semi di canapa e di lino e cracker di frutta secca.

- "Pizza" di zucchine e semi di lino con avocado e un'insalata grande con olive.

  Riso di cavolfiore con crema di anacardi.

LISTA DELLA SPESA

Cereali e legumi

Quinoa – non contiene glutine ed è pronta in 5 minuti, quindi è indispensabile quando hai bisogno di preparare un pranzo o una cena in fretta (ad esempio, il curry o una torta di quinoa). Le lenticchie rosse sono una base perfetta per un hummus veloce. Le lenticchie verdi e nere si fanno germinare e si conservano in freezer – sono perfette per fare pancake e insalate deliziose. La farina d'avena è utile non solo per la colazione, ma anche per fare biscotti e granola. Col grano saraceno puoi preparare un'ottima Majadera, e coi fagioli azuki un curry con il burro di arachidi.

Pasta

Di Farro (contiene meno glutine e viene processata meno industrialmente).

Oli e paste

Olio di oliva – per insalate e fritture. Burro (liquido) di cocco – per i dolci (inoltre, garantisce che l'impasto abbia la densità e la consistenza giuste). Tahini (pasta di sesamo) – per panini, pasta, dolci e come condimento per insalate.

Olio di mandorle

Un buon addensante per zuppe, puree di frutta per i bambini, qualsiasi dolce. Attenzione, un trucco per semplificarti la vita: se hai bisogno urgente del latte di mandorla per fare un dolce, basta mischiare 1 cucchiaino di olio di oliva con 180ml di acqua in un frullatore.

Olio di nocciola

Aggiunge il sapore di Nutella ai dolci, ma senza lo zucchero. Si abbina bene alle salse orientali, alle zuppe e si può usare nell'impasto per i biscotti.

Passato di mela

Sostituisce le uova quando si preparano i dolci e, inoltre, parte del burro liquido nelle ricette.

Pomodori Pelati

Rafforzano il sapore di tutti i piatti che contengono pomodori e sono indispensabili per la pizza.

Dolcificanti naturali

Sciroppo d'acero al 100% - a differenza degli altri

sciroppi, non dà un sapore troppo forte al piatto e non ne cambia il colore. Allo stesso tempo, è importante capire che si tratta comunque di zuccheri e va usato con attenzione.

Farina

La migliore per preparare i dolci è la farina di farro, perché contiene poco glutine e quindi è più facile da digerire; in più, ha un buon sapore e viene processata poco industrialmente.

La farina di tapioca è in realtà amido, ottimo per addensare gli impasti. La farina di mandorle è ideale per i biscotti e le torte. Le farine di ceci e di lenticchie rosse possono essere usate per addensare pancake, omelette, peperoni ripieni.

Latte di soia

Ottimo per sostituire il latte nel caffè e nei dolci.

Estratto di vaniglia

Dà un ottimo sapore a torte, dolci e gelati. È importante comprare un estratto di vaniglia naturale, non un aroma artificiale.

Aceto di mele

Insieme al bicarbonato di sodio, ammorbidisce perfettamente l'impasto per muffin e torte.

Salsa di soia e tamari (salsa di soia senza glutine)

Per i piatti a base di verdure, si abbina bene al burro di arachidi e al riso.

Olio di cocco (solido)

A differenza del liquido, non dà sapore di cocco ai piatti, quindi puoi usarlo tranquillamente in qualsiasi ricetta che richieda del burro.

Pasta di curry

Aggiunge un tocco speziato alle verdure e al curry.

Lievito alimentare

Migliora il sapore di formaggi, curry, risotto, piatti a base di verdura e torte salate.

Nel freezer

Frutta secca (sì, si mantiene meglio in freezer!)

Anacardi – la base per diversi formaggi, torte, gelati. Mandorle scottate per le cheesecake. Mandorle normali, noci e noci pecan per le insalate.

Germogli di cereali e legumi

È utile farne germogliare molti insieme (puoi farlo una volta ogni 2 settimane) e conservarli in frigo, da aggiungere alle insalate.

Muffin e curry già pronti

Anche in questo caso, è utile prepararne un po' di più e conservarli in freezer di modo da potere avere sempre un dolcetto a disposizione o del curry pronto per pranzo.

Frutta secca e semi

Quali semi e frutta secca sono migliori per una dieta chetogenica vegetariana?

Anche se tutti i semi e la frutta secca fanno bene alla

salute, alcuni sono più adatti a una dieta chetogenica o a uno stile di vita a basso contenuto di carboidrati. Di seguito trovi un elenco dei migliori che puoi includere regolarmente nella tua dieta.

Meno contenuto di carboidrati puri (28gr per porzione)

• Semi di lino: 0.8gr

• Noci Pecan: 1.2gr

• Semi di canapa: 1.3gr

• Noci brasiliane: 1.4gr

• Noci di Macadamia: 1.5gr

• Semi di chia 1.7gr

• Noci: 2gr

• Nocciole: 2gr

• Mandorle: 2.6gr

Contenuto più alto di fibre (28gr per porzione)

• Semi di chia: 10.6gr (2.7gr solubili)

• Semi di lino: 3.6gr (1.9gr solubili) per 14 gr

• Mandorle: 3.5gr (0.35gr solubili)

• Semi di sesamo: 3.3gr (0.8gr solubili)

• Pistacchi: 2.9gr (0.7gr solubili)

• Nocciole: 2.7gr (1.1gr solubili)

• Noci Pecan: 2.7gr (0.5gr solubili)

Miglior rapporto fra grassi omega-6 e omega-3

• Semi di chia: 1:3

• Semi di lino: 1:4

• Semi di canapa: 2.5:1

INDICE DEI CIBI

Porridge

Prodotto	Proteine	Grassi	Carboidrati	Kcal
Grano saraceno	4,5	1,6	27,4	137
Cornflakes	6,5	2,9	83,8	372
Semola	2,5	0,3	16,4	77
Farina d'avena	3,2	1,8	15,4	93
Cereali	11,9	7,5	69,1	358
Farinata d'orzo	3,2	0,5	22,7	102
Porridge di miglio	3	0,8	17,2	92
Porridge di riso	1,5	0,2	17,3	79
Porridge d'orzo	1,4	0,3	18,7	84
Fiocchi d'orzo	9,1	3,2	79,7	345

Burro, margarina, grassi

Prodotto	Proteine	Grassi	Carboidrati	Kcal
Grasso di pollo	0	99,7	0	896
Grasso di maiale sciolto	0	99,5	0	882
Margarina	0,5	82,3	0	746
Margarina da tavola	0,5	82	0,9	744
Maionese 67%	3,3	67	2,4	624
Olio di semi di lino	0	99,8	0	898
Olio di oliva	0	99,8	0	898
Olio di semi di girasole	0	99,9	0	899
Burro 82,5%	0,5	82,5	1	747
Burro chiarificato	0,4	98,1	0,5	885

Latticini

Prodotto	Proteine	Grassi	Carboidrati	Kcal
Yogurt 1.5%	4,3	1,5	8,4	65
Yogurt 3.2%	5	3,2	8,9	87
Kefir 0%	2,8	0	3,8	29
Kefir 1%	2,8	1	4,0	37
Kefir 2.5%	3	2,5	4,0	51
Kefir 3.2%	3,2	3,2	4,1	57
Latte 0%	2,8	0	4,6	34
Latte 1%	2,8	1	4,6	43
Latte 2.5%	2,8	2,5	4,6	53
Latte 3.2%	2,8	3,2	4,6	58
Latte di capra crudo	3,1	4,2	4,7	71
Latte di mucca crudo	3,2	3,6	4,7	63
Latte scremato	2,1	0,1	4,5	30
Latte intero in polvere	25,2	25	39,6	477
Latte condensato	7,3	7,7	9,7	139
Latte cagliato 3.2%	2,9	3,2	4,0	57
Ryazhenka 2.5%	2,9	2,5	4,1	53

Ryazhenka 4.0%	2,9	4	4,1	68
Panna 10%	2,8	10	4,1	121
Panna 20%	2,8	20	3,9	209
Panna acida 10%	3	10	2,9	118
Panna acida 15%	3	15	2,9	163
Panna acida 20%	3	20	2,9	208
Cagliata	7,3	23	27,6	344
Formaggio olandese	26,4	26,5	0	352
Formaggio russo	24,1	29,8	0,4	366
Fiocchi di latte interi	14	18	1,9	236
Fiocchi di latte a basso contenuto di grassi	18,2	0,6	1,8	89
Fiocchi di latte forti	16,5	9	1,9	156

Verdure

Prodotto	Proteine	Grassi	Carboidrati	Kcal
Melanzana	0,6	0,1	7,5	22
Fagioli	6,1	0,1	8,1	59
Rapa	1,2	0,1	8,4	38
Piselli	5,4	0,2	13,6	75
Zucchina	0,8	0,3	5,9	30
Cavolo bianco	1,9	0	5,7	31
Cavolo rosso	1,9	0	6,3	34
Cavolfiore	2,7	0	5,2	30
Patate cotte	2	0,3	16,5	80
Patate fritte	2,6	9,7	23,5	198
Patate giovani	2,2	0,3	12,5	57
Cipollotto	1,4	0	4,2	21
Porro	3,2	0	7,1	38
Cipolla	1,6	0	9,3	41
Carota	1,3	0,1	6,3	29
Cetrioli da campo	0,7	0	3,1	15
Cetrioli da serra	0,7	0	1,6	9

Olive	0,6	10,2	6,7	111
Peperone verde dolce	1,2	0	4,8	24
Peperone rosso dolce	1,2	0	5,5	26
Prezzemolo (foglie)	3,8	0	8	45
Prezzemolo (gambo)	1,6	0	11,2	48
Ravanello	1,5	0	4,2	22
Ravanello	1,7	0	7,1	33
Rapa	1,6	0	5,8	27
Lattuga	1,6	0	2,1	15
Bietola	1,7	0	10,5	46
Pomodori (da campo)	0,7	0	4,1	19
Pomodori (da serra)	0,7	0	2,6	12
Fagioli	4,4	0	4,4	36
Rafano	2,6	0	16,1	70
Aglio	6,6	0	21,1	103
Spinaci	2,5	0	2,6	22
Acetosa	1,6	0	5,5	29

Frutta secca

Prodotto	Proteine	Grassi	Carboidrati	Kcal
Noccioline	26,2	45,3	9,9	555
Noci	13,5	61,5	10,6	662
Uvetta coi semi	1,7	0	70,7	273
Uvetta	2,5	0	71,4	285
Anacardi	25,8	54,3	13,3	647
Albicocche disidratate	5,7	0	65,3	270
Mandorle	18,3	57,9	13,4	643
Semi di girasole	20,9	52,5	5,4	582
Albicocche disidratate	5,3	0	67,9	279
Datteri	2,5	0,4	69,6	277
Pistacchi	20	50,5	7,3	555
Nocciole	16,3	66,7	9,8	701
Prugne	2,7	0	65,3	262
Mele disidratate	3,1	0	68,3	275

Frutta e frutti di bosco

Prodotto	Proteine	Grassi	Carboidrati	Kcal
Albicocche	0,7	0	10,1	44
Mela cotogna	0,6	0	8,7	37
Cherry plum	0,3	0	7,6	35
Ananas	0,3	0	11,9	49
Arancia	0,8	0	8,6	38
Banana	1,7	0	22,1	87
Mirtillo rosso	0,6	0	8,8	42
Uva	0,5	0	17,8	73
Ciliegie	0,9	0	11,1	46
Melograno	0,9	0	11,9	53
Pompelmo	0,8	0	7,5	37
Pera	0,5	0	10,6	41
Mirtillo blu	1,1	0	7,4	35
Melone	0,8	0,3	7,3	34
Mora	1,9	0	5,1	31
Fragole di bosco	1,9	0	7,1	40
Fichi	0,9	0	13,7	57

Kiwi	1	0,7	9,7	46
Corniolo	1,1	0	9,4	42
Fragola	0,6	0,4	7	30
Mirtillo rosso	0,7	0	4,9	27
Uva spina	0,8	0	9,7	43
Limone	0,9	0	3,3	30
Lampone	0,7	0	9,2	43
Mandarino	0,9	0	8,8	39
Mango	0,6	0,4	11,8	69
Camemoro	0,9	0	6,9	33
Olivello spinoso	0,8	0	5,6	31
Pesca	0,9	0	10,1	42
Pomelo	0,6	0,1	6,1	29
Sorbo	1,6	0	12,2	57
Prugna	0,8	0	9,7	41
Ribes bianco	0,4	0	8,5	37
Ribes rosso	0,6	0	8,7	39
Ribes nero	1,0	0	8,0	38
Cachi	0,7	0	15,7	61
Ciliegie	1,3	0	12,5	54
Mirtilli	1,2	0	8,8	41

Mora di gelso	0,6	0	12,5	50
Rosa canina fresca	1,5	0	24,2	106
Rosa canina disidratata	4,5	0	60,1	259
Mele	0,5	0	11,4	48

LE RICETTE

Salse

Panna acida vegana

Questa panna acida senza lattosio è un eccellente sostituto per i condimenti così come tutti i tipi di yogurt leggeri o a basso contenuto di grassi.

Dettagli

Tempo di preparazione: 5 minuti

Tempo di cottura: 5 minuti Porzioni: 10

Valori Nutrizionali (Per Porzione)

Kcal. per porzione: 92

Grassi: 21gr

Proteine: 8gr

Carboidrati: 2gr

Ingredienti

- 450gr di tofu morbido

- 1 cucchiaio di olio di oliva

- 5 cucchiaini di succo di limone

- 2 cucchiaini di aceto di mele

- 1 cucchiaino di zucchero o dolcificante

- Sale a piacere

Preparazione

◈ Metti tutti gli ingredienti in un frullatore.

◈ Accendi per cinque minuti, finché il composto è molto cremoso e liscio.

◈ Fai raffreddare la panna acida vegetariana per due ore in modo che si rapprenda.

◈ Servi con quello che vuoi, come verdure e insalate fresche. Consuma entro 5-6 giorni.

Buon Appetito!

Pesto

Il pesto tradizionale si prepara con basilico, pinoli e olio di oliva. Tuttavia, è possibile usare qualsiasi combinazione di erbe fresche. La salsa è ricca di vitamine e minerali, ed è perfetta per accompagnare verdure bollite e pesce, se lo mangi.

Dettagli

Tempo di preparazione: 5 minuti Tempo di cottura: 10 minuti

Porzioni: 10

Valori Nutrizionale (Per Porzione)

Kcal. per porzione: 349 Grassi: 34.8gr

Proteine: 3.5gr

Carboidrati: 5.1gr

Ingredienti

- 60gr di coriandolo

- 60gr di prezzemolo

- 1 cucchiaio di olio di oliva

- 9 mandorle (pulite e sbucciate)

- 2 cucchiai di pinoli

- Sale a piacere

Preparazione

◈ Lava coriandolo e prezzemolo, mettili nell'acqua bollente per alcuni secondi (finché non diventano di un verde brillante), fai raffreddare, aggiungi la frutta secca e frulla.

◈ Aggiungi olio e sale e mescola per qualche secondo.

◈ Puoi aggiungere uno spicchio d'aglio e dei semi di zucca.

Buon Appetito!

Guacamole

L'avocado è un frutto salutare con un sapore delicato e molti nutrienti. Contiene le vitamine B6, C, K, acido folico, potassio, carotenoidi, cellulosa, grassi monoinsaturi, triptofano. Grazie alle grandi quantità di vitamina E in esso contenute, l'avocado fa molto bene alla pelle e ai capelli.

Dettagli

Tempo di preparazione: 5 minuti Tempo di cottura: 10 minuti

Porzioni: 8

Valori Nutrizionali (Per Porzione)

Kcal. per porzione: 110

Grassi: 9.6 g.

Proteine: 1.4 g.

Carboidrati: 4.9 g.

Ingredienti

- 1 cucchiaio di cipolle rosse tritate
- 1 lime (succo)
- 2 avocado
- 1 pomodoro
- 2 sedani
- 2 peperoncini freschi tritati
- sale a piacere

Preparazione

◈ Taglia l'avocado a metà, togli il nocciolo e rimuovi la polpa con un cucchiaio.

◈ Mischia con gli altri ingredienti.

◈ Frulla finché non si forma un composto liscio.

◈ Ottimo con il pane tostato.

Buon Appetito!

Maionese Magra

Anche i vegetariani vogliono godersi un condimento gustoso. Questa maionese fatta in casa è naturale, senza additivi industriali e prodotti di origine animale, e il sapore è buono tanto quanto quello delle migliori maionesi che si trovano in negozio.

Dettagli

Tempo di preparazione: 5 minuti Tempo di cottura: 10 minuti Porzioni: 10

Valori nutrizionali (Per Porzione)

Kcal. per porzione: 588 Grassi: 64gr

Proteine: 1gr

Carboidrati: 3gr

Ingredienti

- 150ml di olio di semi girasole

- 90ml di latte di avena

- 1 cucchiaio di senape

- 2 cucchiai di succo di limone

- Sale a piacere

Preparazione

◈ Prima di tutto, devi preparare il latte di avena. Il modo più facile è di versarne 120ml insieme a 300ml di acqua e lasciarlo a temperatura ambiente per una notte. La mattina, fallo scorrere attraverso una garza e il latte d'avena è pronto.

◈ Poi prosegui con la preparazione della maionese.

◈ Lo strumento principale è un frullatore a immersione. Al latte d'avena aggiungi sale, senape, succo di limone, mischia e versa un filo d'olio.

◈ Puoi aggiungere i semi di senape per dare croccantezza.

◈ Segui il principio: più olio metti, più sarà densa la maionese.

Buon Appetito!

COLAZIONE

Colazione chetogenica vegetariana con kefir e banana

È un'ottima idea fare colazione o uno spuntino con questa bevanda al kefir (che puoi sostituire con lo yogurt) e alla banana. Si prepara in fretta e ha un buon sapore.

Dettagli

Tempo di preparazione: 5 minuti Tempo di cottura: 10 minuti Porzioni: 2

Valori Nutrizionali (Per Porzione)

Kcal. per porzione: 74.6 Grassi: 10.56gr

Proteine: 2.3gr

Carboidrati: 5.3gr

Ingredienti

- 1 banana
- 1 cucchiaio di miele
- 300ml di Kefir (yogurt) intero
- 2 cucchiai di nocciole macinate
- Cannella a piacere

Preparazione

◈ Sbuccia la banana e schiacciala bene, poi mischiala col miele.

◈ Aggiungi le nocciole macinate e il kefir, mischia bene.

◈ Versa il composto in un bicchiere e spolveraci sopra la cannella.

◈ La colazione vegetariana con kefir e banana è pronta!

Buon Appetito!

Bevanda di yogurt alla frutta

Una bevanda utile per chi ci tiene alla propria figura e alla salute, quando hai proprio voglia di mangiare ma non puoi. Questa bevanda non contiene quasi calorie.

Dettagli

Tempo di preparazione: 5 minuti Tempo di cottura: 10 minuti Porzioni: 2

Valori Nutrizionali (Per Porzione)

Kcal. per porzione: 53 Grassi: 8.48gr

Proteine: 3gr

Carboidrati: 4.4gr

Ingredienti

- 240ml di yogurt intero

- 1 mela

- 3 prugne

- 5 fragole

- 1 cucchiaio di miele

Preparazione

◈ Sbuccia le prugne e le mele. Aggiungi fragole e miele. Frulla.

◈ Aggiungi lo yogurt (o il kefir) e mischia bene con il frullatore.

◈ Con questi ingredienti si ricavano circa 350ml di bevanda. Fatto!

Buon Appetito!

Pane italiano al formaggio

Provola e peperoncino in mezzo al pane – un'ottima ricetta per un pasto sostanzioso per chi segue la dieta chetogenica. Non dimenticarti di vitamine e fibre: aggiungi un'insalata di spinaci freschi.

Dettagli

Tempo di preparazione: 10 minuti Tempo di cottura: 30 minuti Porzioni: 4

Valori Nutrizionali (Per Porzione)

Kcal. per porzione: 277 Grassi: 22.8gr

Proteine: 14gr

Carboidrati: 3.4gr

Ingredienti

- 140gr di formaggio Monterey grattugiato

- 4 cucchiai di farina di cocco

- 3 cucchiai di farina di semi di lino

- 1 uovo

- 1 cucchiaino di erbe aromatiche

- 700gr di provola

- 30gr di spinaci freschi

- 30gr di peperoni

- 1 cucchiaio di olio

- 1 tuorlo

Preparazione

Preriscalda il forno a 180°C. Mischia farina di cocco, farina di semi di lino e erbe in una ciotola piccola. Grattugia il formaggio Monterey in una ciotola grande e mettilo a sciogliere nel microonde.

❖ Lascia riposare il formaggio per un minuto, poi aggiungi l'uovo e mescola bene.

❖ Aggiungi il composto asciutto al formaggio e prepara l'impasto.

❖ Metti l'impasto al formaggio su della carta da forno, poi coprila con un altro foglio di carta e stendi con un mattarello. Metti gli spinaci sull'impasto. Aggiungi gli anelli di peperoni e stendi con un cucchiaio di olio di oliva.

❖ Usando un coltello, taglia l'impasto in strisce diagonali. Intrecciale insieme.

❖ Sbatti il tuorlo d'uovo e mettilo sopra al pane. Cuoci per 15-20 minuti, finché non è dorato in cima.

Buon Appetito!

Pancake di cavolfiore

Una ricetta deliziosa, molto semplice e incredibilmente gustosa!

- Ricca e bilanciata: solo 2gr di carboidrati, più di 5gr di grassi e 5gr di proteine in ogni frittella;
- La vitamina B12 promuove la produzione globuli rossi e regola il metabolismo delle proteine nel corpo;
- Gli acidi grassi monoinsaturi aiutano il funzionamento del cuore.

Dettagli

Tempo di preparazione: 10 minuti Tempo di cottura: 25 minuti Porzioni: 12

Valori Nutrizionali (Per Porzione)

Kcal. per porzione: 78 Grassi: 6.5gr

Proteine: 5gr

Carboidrati: 2gr

Ingredienti

- 1 cucchiaio di amido di mais

- 1 cavolfiore

- ½ cucchiaino di sale

- 85gr di farina di mandorle

- 60gr di tofu

- 1 cucchiaio di olio di avocado

- Panna acida vegana

Preparazione

◆ Frulla il cavolfiore. Spostalo in una ciotola, sala e lascia riposare per 10 minuti.

◆ Aggiungi la farina di mandorle, il tofu e l'amido di mais al cavolfiore. Mischia bene.

◆ Scalda una padella a fuoco medio, aggiungi l'olio di avocado e friggi i pancake per 3-4 minuti per lato. Quando li togli dalla padella, mettili su un pezzo di carta da cucina per asciugarli.

◆ Servi con la panna acida vegana e i cipollotti!

Buon Appetito!

INSALATE

Insalata Club Chetogenica

Questa insalata chetogenica è ricca di sapore e consistenze diverse: lattuga croccante, cetriolo succoso, formaggio Cheddar a cubetti e una maionese densa, con note piccanti di mostarda di Digione!

Dettagli

Tempo di preparazione: 5 minuti Tempo di cottura: 15 minuti Porzioni: 3

Valori Nutrizionali (Per Porzione)

Kcal. per porzione: 330 Grassi: 26.3gr

Proteine: 16.8gr

Carboidrati: 4.8gr

Ingredienti

- 280gr di lattuga

- 130gr di formaggio Cheddar

- 85gr di cetriolo (a fette)

- 60gr di pomodori ciliegino (tagliati a metà)

- 3 uova grandi (o polvere sostitutiva)

- 2 cucchiai di panna acida

- 2 cucchiai di maionese

- 1 ½ cucchiaio di latte (di mandorla o soia)

- 1 ½ cucchiaio di mostarda di Digione

- ½ cucchiaino di aglio in polvere

- ½ cipolla essiccata

- ½ prezzemolo essiccato

Preparazione

◈ Prepara il condimento: mescola la panna acida, la maionese e le spezie.

◈ Aggiungi un cucchiaio di latte. Se la salsa è troppo densa, aggiungine un altro, e non dimenticarti di pensare al calcolo delle calorie.

◈ Condisci l'insalata con la salsa, con circa due cucchiai per porzione.

Buon Appetito!

Insalata fresca di carote con noccioline e uvetta

Un'insalata fresca di carote con noccioline e uvetta, una combinazione piuttosto inusuale di ingredienti dall'ottimo sapore e senza calorie extra. Perfetta anche da presentare a degli ospiti, non la rifiuterà nessuno! Il condimento con buccia di arancia grattugiata la renderà ancora migliore, ne vorrai mangiare sempre di più.

Dettagli

Tempo di preparazione: 10 minuti Tempo di cottura: 20 minuti

Porzioni: 4

Valori Nutrizionali (Per Porzione)

Kcal. per porzione: 129

Grassi: 8.48gr

Proteine: 5gr

Carboidrati: 4.35gr

Ingredienti

- 450gr di carote

- 1 peperone verde dolce

- 60gr di noccioline

- 60gr di uvetta

- 1 cucchiaio di semi di papavero

- 1 arancia

- 2 cucchiai di olio vegetale

- 1 cucchiaino di mostarda francese

Preparazione

◈ Fai bollire i semi di papavero e mettili in una ciotola separata. Fai bollire a parte l'uvetta. Fai riposare.

◈ Grattugia la buccia d'arancia. Spremi il succo in un bicchiere. Frulla insieme il succo d'arancia, l'olio e la mostarda.

◈ Grattugia le carote e mettile in una ciotola; aggiungi il

peperone, le noccioline, i semi di papavero e l'uvetta. Mescola tutto.

◈ Versa il composto in una ciotola con il condimento all'arancia. Insalata fresca di carote con noccioline e uvetta: pronta!

Buon Appetito!

Insalata caprese

La caprese è un'insalata molto famosa che può essere preparata in 15 minuti e i cui ingredienti sono facili da reperire.

Dettagli

Tempo di preparazione: 5 minuti Tempo di cottura: 15 minuti Porzioni: 4

Valori Nutrizionali (Per Porzione)

Kcal. per porzione: 161 Grassi: 14.3gr

Proteine: 9.3gr

Carboidrati: 2.2gr

Ingredienti

- 450gr di pomodori

- 450gr di mozzarella

- 2 ramoscelli di basilico

- 100gr di basilico fresco

- 60gr di parmigiano

- 2 cucchiai di pinoli

- 1 spicchio d'aglio

- 5 cucchiai di olio di oliva

- Sale e pepe a piacere

- Pesto a piacere

Preparazione

◈ Per la salsa, grattugia finemente il parmigiano. Stacca le foglie dai ramoscelli di basilico.

◈ Metti tutto in un frullatore, aggiungi pinoli, olio di oliva, aglio e sale. Frulla finché non si forma un composto liscio.

◈ Taglia i pomodori a rondelle spesse.

◈ Taglia la mozzarella allo stesso modo.

◈ Prepara l'insalata su un piatto, alternando fra anelli di pomodoro e di mozzarella. Spolvera col pepe, decora con le foglie di basilico. Aggiungi la salsa a piacere.

Buon Appetito!

Insalata esotica di Capodanno

L'insalata esotica di Capodanno per i vegetariani prevede una combinazione insolita di ingredienti, dolci, salati e un po' amari. Ha un aspetto festivo, il sapore è garantito.

Dettagli

Tempo di preparazione: 5 minuti Tempo di cottura: 20 minuti Porzioni: 4

Valori Nutrizionali (Per Porzione)

Kcal. per porzione: 111 Grassi: 11gr
Proteine: 7.1gr
Carboidrati: 2.1gr

Ingredienti

- 1 arancia

- 1 avocado

- 170gr di olive snocciolate

- 4 pomodori ciliegino

- 1 lattuga

- 1 cipolla rossa

Per il condimento:

- 1-2 cucchiaini di aceto di mele

- 3 cucchiai di olio vegetale

- ½ cucchiaino di mostarda

- Sale e pepe a piacere

- Panna acida a piacere

Preparazione

◈ Taglia la cipolla e le olive ad anelli sottili, sbuccia l'arancia e l'avocado e tagliali a cubetti.

◈ Taglia le foglie di lattuga con le forbici.

◈ Dividi in quattro quarti i pomodori ciliegino. Mescola tutti gli ingredienti.

◈ Mischia aceto di mele, olio vegetale, mostarda, sale, pepe e zucchero in una ciotola separata.

◈ Unisci la verdura e la salsa. Fatto!

Buon Appetito!

Insalata con fagiolini e noci

Una ricetta semplice, deliziosa e salutare. Ti riempie di vitalità ed energia per tutta la giornata.

Dettagli

Tempo di preparazione: 10 minuti Tempo di cottura: 30 minuti Porzioni: 3

Valori Nutrizionali (Per Porzione)

Kcal. per porzione: 150

Grassi: 13gr

Proteine: 3gr

Carboidrati: 3.5gr

Ingredienti

- 450gr di fagiolini surgelati

- 60gr di noci

- 3 cucchiai di olio di oliva

- 1 cucchiaio di aceto di mele

- 3 spicchi di aglio

- 1 mazzetto di prezzemolo

- Sale e pepe a piacere

Preparazione

◈ Fai bollire i fagiolini in acqua salata per 1-2 minuti. Asciugali subito e falli raffreddare nell'acqua fredda.

◈ I fagiolini bolliti, se pronti, dovrebbero mantenere il loro colore ed essere croccanti.

◈ Taglia l'aglio. Trita le noci con l'aglio finché non formano un composto oleoso eterogeneo. Aggiungi aceto, sale e pepe a piacere.

❖ Trita finemente il prezzemolo. Sposta i fagiolini in una ciotola, condisci con l'olio di oliva e mescola. Aggiungi il condimento a base di noci e mescola bene.

❖ Fai riposare l'insalata in frigo per 30 minuti.

❖ Al momento di servirla, puoi decorarla con semi di melograno e pezzi di noci.

Buon Appetito!

Insalata colorata con germogli

Un'insalata vegetariana colorata con germogli ricchi di sostanze utili per il corpo. Puoi prepararla come spuntino o per cena, e potrai goderti questo piatto bellissimo senza fare processare calorie extra al tuo corpo.

Dettagli

Tempo di preparazione: 10 minuti Tempo di cottura: 25 minuti Porzioni: 2

Valori Nutrizionali (Per Porzione)

Kcal. per porzione: 45.6 Grassi: 11.5gr

Proteine: 1.5gr

Carboidrati: 3.5gr

Ingredienti

- 1 cavolo cinese

- 140gr di funghi champignon

- 140gr di germogli di soia

- 3 pomodori

Per la salsa:

- 5 cucchiai di yogurt

- 2 cucchiai di panna acida

- Sale e pepe a piacere

- 4 cucchiai di erbe aromatiche (basilico, prezzemolo, acetosa)

- 1 cucchiaio di olio di oliva

Preparazione

◈ Taglia finemente il cavolo cinese, pulisci i funghi e tagliali a fette.

◈ Lava e asciuga i germogli di soia.

◈ Pela i pomodori e taglia ciascuno in otto pezzi.

❖ Mescola yogurt e panna acida, aggiungi le verdure tagliate e l'olio di oliva.

❖ Per decorare il piatto, puoi usare delle noci.

63

Buon Appetito!

Insalata calda con fagiolini

Questa insalata aiuta sempre quando non hai tempo ma hai davvero fame. È una ricetta adatta alle persone impegnate.

Dettagli

Tempo di preparazione: 5 minuti Tempo di cottura: 10 minuti Porzioni: 4

Valori Nutrizionali (Per Porzione)

Kcal. per porzione: 78 Grassi: 12gr

Proteine: 6gr

Carboidrati: 4gr

Ingredienti

- 370gr di fagiolini

- 12 pomodori ciliegino

- 5 foglie di basilico

- 1 limone

- 2 cucchiai di olio di oliva

- 1 cucchiaio di sesamo

- Sale e pepe a piacere

- 60gr di noci

Preparazione

❖ Fai bollire i fagiolini per 2-3 minuti, poi spostali in una ciotola; aggiungi i pomodori a fette, il basilico tritato, l'olio e il succo di limone, condisci con sesamo, noci, sale e pepe. Mescola. Servi tiepida.

Buon Appetito!

ZUPPE

Zuppa chetogenica leggera con zucchine e lenticchie

A volte si vuole un pasto leggero. Le zucchine coltivate nel proprio orto o acquistate da un contadino sono l'ingrediente principale di questa ricetta per una zuppa leggera. Le lenticchie le danno densità, l'olio vegetale un po' di grassi. La zuppa è vegetariana e ipocalorica.

Dettagli

Tempo di preparazione: 15 minuti Tempo di cottura: 20 minuti Porzioni: 6

Valori Nutrizionali (Per Porzione)

Kcal. per porzione: 22.6 Grassi: 3.6gr

Proteine: 1.5gr

Carboidrati: 1.7gr

Ingredienti

- 200gr di lenticchie rosse

- 2 carote

- 3 cucchiai di olio vegetale

- 1 cipolla

- ½ zucca

- 140gr di zucchine

- 1 pomodoro

- 650ml di acqua

- 2 cucchiai di erbe aromatiche sminuzzate

- Sale a piacere

- Pepe nero macinato a piacere

- 2 spicchi di aglio

Preparazione

◈ Metti le lenticchie nell'acqua, porta a bollore, aggiungi le carote tagliate a pezzi piccoli. Lascia sul fuoco finché sono cotte.

◈ Trita finemente la cipolla e friggi in padella con l'olio vegetale.

◈ Taglia finemente le zucchine e aggiungile alla cipolla.

◈ Taglia i pomodori a cubetti piccoli e aggiungili al resto delle verdure in padella. Friggi per circa 7 minuti.

◈ Aggiungi le verdure nella pentola con le lenticchie, aggiusta di sale e pepe, porta a bollore. Aggiungi le erbe aromatiche. La zuppa vegetariana leggera di zucchine e lenticchie è pronta!

Buon Appetito!

Zuppa di broccoli
con ceci e mais

La zuppa preparata seguendo questa ricetta è molto nutriente, nonostante non contenga carne. I broccoli, i ceci e il mais le donano molto sapore e garantiscono l'assunzione dei nutrienti essenziali. Potrebbe costituire un pranzo.

Dettagli

Tempo di preparazione: 10 minuti Tempo di cottura: 40 minuti Porzioni: 6

Valori Nutrizionali (Per Porzione)

Kcal. per porzione: 41 Grassi: 5.86gr

Proteine: 2.3gr

Carboidrati: 2.7gr

Ingredienti

- 115gr di ceci

- 115gr di broccoli

- 115gr di carote

- 1 cipolla

- 1 tazza di mais

- ¼ di gambo di sedano

- Sale a piacere

- Maionese o panna acida

- 2 cucchiai di olio di oliva

- 1,5L di acqua

Preparazione

◈ Lascia i ceci in ammollo per 8 ore. Quando inizi a preparare la zuppa, mettili in una pentola insieme alla cipolla e al sedano tagliati a cubetti piccoli, quindi porta a bollare. Lasciane metà nella pentola con l'acqua dove prepari la zuppa, e metti il resto in una padella con dell'olio vegetale caldo.

◈ Grattugia le carote e mettine metà nella pentola, metà in padella. Aggiungi dei grani di pepe nella padella.

◈ Aggiungi dell'olio in padella, taglia le infiorescenze dei broccoli in quattro parti e mettili in padella.

◈ Mescola il contenuto della padella e friggi finché non è quasi cotto.

◈ Nel brodo vegetale, aggiungi i contenuti della padella, sale, pepe, una foglia di alloro e il mais. Porta a bollore e spegni il fuoco. Lascia riposare per circa 15 minuti. Fatto! Aggiungi la panna acida o la maionese a tuo piacimento.

Buon Appetito!

Zuppa di Poblano
fritti con tofu

Zuppa a base di cavolfiore con panna acida vegana e tofu. I peperoni Poblano fritti possono essere sostituiti con dei peperoni normali per rendere il piatto meno piccante. Aggiungi degli spinaci freschi per assumere fibre, ferro e vitamina C pur continuando a seguire la dieta chetogenica!

Dettagli

Tempo di preparazione: 20 minuti Tempo di cottura: 30 minuti Porzioni: 4

Valori Nutrizionali (Per Porzione)

Kcal. Per porzione: 242 Grassi: 17gr

Proteine: 9.1gr

Carboidrati: 3.7gr

Ingredienti

- 2 peperoni Poblano
- ½ testa di cavolfiore
- 2,5L di brodo vegetale
- 1 cucchiaio di burro
- 30gr di cipolle tritate
- 60gr di panna acida vegana
- 280gr di tofu
- 1 cucchiaio di aglio in polvere
- 1 cucchiaino di cumino
- 1 cucchiaino di paprika

Preparazione

◈ Accendi il forno a temperatura media e metti i peperoni Poblano su un foglio di carta da forno.

❖ Arrostisci, girandoli di tanto in tanto finché la pelle non diventa scura e il peperone è morbido.

❖ Metti i peperoni in un contenitore chiuso e lasciali raffreddare.

❖ Cuoci il cavolfiore finché non diventa molto morbido. Ci vogliono circa 5 minuti nel microonde o 7-10 minuti in pentola.

❖ Frulla il cavolfiore insieme a 90gr di brodo vegetale. Versa il resto del brodo e continua a frullare finché non si crea un composto omogeneo.

❖ Sciogli il burro in una pentola e friggi le cipolle a fuoco medio finché non diventano trasparenti.

❖ Aggiungi metà della purea di cavolfiore in padella, aggiungi panna acida e formaggio e cuoci mescolando finché la zuppa non diventa più densa. Abbassa la fiamma.

❖ Togli la buccia e i semi dai peperoni Poblano e tagliali a cubetti, lasciandone da parte circa 1 cucchiaio per decorazione.

❖ Aggiungi il resto del cavolfiore e i peperoni a cubetti nella padella. Fai cuocere a fiamma media per circa 5 minuti.

◈ Aggiungi l'aglio in polvere, la paprika affumicata e il cumino e togli dal fuoco. Servi calda, decorandola con il resto dei peperoni e del formaggio.

Buon Appetito!

Zuppa di lenticchie

La crema di lenticchie è un piatto molto semplice ma salutare. Si prepara in fretta, facendo bollire le lenticchie finché non sono morbide. Contiene un numero minimo di calorie ma è ricca di vitamine e altri nutrienti necessari per il corpo, ed è particolarmente adatta per i vegetariani, che non assumono gli amminoacidi necessari a causa dell'assenza di carne nella propria dieta. I legumi, in questo caso le lenticchie, possono supplire a questa mancanza.

Dettagli

Tempo di preparazione: 10 minuti Tempo di cottura: 60 minuti Porzioni: 10

Valori Nutrizionali (Per Porzione)

Kcal. per porzione: 80 Grassi: 21gr

Proteine: 5gr

Carboidrati: 4.2gr

Ingredienti

- 1L di acqua

- 230gr di lenticchie

- 115gr di cipolle

- 150gr di carote

- 30gr di concentrato di pomodoro

- 30ml di olio vegetale

- 230gr di pomodori freschi

- 120ml di panna acida (soia)

- 40gr di aglio

- Sale e pepe a piacere

Preparazione

◈ Sciacqua bene le lenticchie, mettile in una pentola e versaci sopra l'acqua fredda. Metti sul fuoco e porta a bollore, poi abbassa la fiamma e cuoci per 20 minuti.

◈ Trita finemente cipolle e carote e friggile nell'olio vegetale caldo finché non sono dorate.

◈ Pela i pomodori, tagliali e aggiungili alle verdure nella padella, friggi e aggiungi il concentrato di pomodoro.

◈ Aggiungi le verdure rosolate alla zuppa, fai bollire per altri 10 minuti.

◈ Aggiungi le spezie, il sale, la panna acida e spegni il fuoco. Mescola tutto con un frullatore a immersione. Quando la servi, decora con delle erbe aromatiche.

Buon Appetito!

Vellutata di broccoli e formaggio

I broccoli sono incredibilmente utili:

❖ contengono potassio, calcio, magnesio e omega-3;

❖ ricerche recenti suggeriscono che i broccoli possano aiutare a prevenire il cancro al seno;

❖ contribuiscono al benessere degli occhi grazie alla vitamina A;

❖ la vitamina E e una sostanza chiamata glucorafanina contribuiscono alla produzione di collagene, che mantiene la pelle giovane;

❖ la vitamina C previene la comparsa di rughe profonde bloccando i radicali liberi. In generale, è bene mangiare spesso i broccoli.

Dettagli

Tempo di preparazione: 10 minuti Tempo di cottura: 30 minuti Porzioni: 4

Valori Nutrizionali (Per Porzione)

Kcal. per porzione: 277 Grassi: 21.9gr

Proteine: 15.1gr

Carboidrati: 3.3gr

Ingredienti

- 280gr di broccoli surgelati

- 1 carota media

- 1 cipolla media

- 2 cucchiai di olio di oliva

- 1 cucchiaino di aglio in polvere

- 470ml di brodo vegetale

- 1 ½ tazza di spinaci freschi

- ½ tazza di panna acida vegana

- 85gr di formaggio Cheddar

- 85gr di formaggio Gouda

- Sale e spezie a piacere

Preparazione

◈ Scalda l'olio di oliva in una padella grande e profonda a fuoco medio.

◈ Friggi le cipolle e le carote per 1-2 minuti, poi aggiungi broccoli, aglio, sale e pepe. Mescola per un altro minuto.

◈ Versa il brodo, mescola e fai cuocere per 8-10 minuti, finché le verdure sono morbide. Spegni il fuoco, aggiungi la panna acida e mescola.

◈ Versa metà della zuppa in un frullatore e aggiungi metà degli spinaci. Frulla fino a raggiungere la consistenza desiderata. Poi ripeti il processo con l'altra metà.

◈ Versa la vellutata nella padella, aggiungi il formaggio e mescola finché si è sciolto del tutto.

Buon Appetito!

Zuppa di funghi

Semplice e gustosa, per tutti i giorni.

Dettagli

Tempo di preparazione: 10 minuti Tempo di cottura: 25
minuti Porzioni: 4

Valori Nutrizionali (Per Porzione)

Kcal. per porzione: 468 Grassi: 45gr

Proteine: 6gr

Carboidrati: 8gr

Ingredienti

- 110gr di olio vegetale

- 1 scalogno

- 450gr di funghi

- 1 aglio

- ½ cucchiaino di timo essiccato

- 700ml di acqua

- 270ml di panna acida vegana

- 250gr di gambi di sedano

- 1 cucchiaio di aceto di vino bianco

- Prezzemolo fresco (opzionale)

Preparazione

◈ Lava e taglia i funghi e i gambi di sedano. Sbuccia e trita finemente scalogno e aglio.

◈ Friggi le cipolle e l'aglio in una padella profonda per 2-3 minuti nell'olio vegetale, poi aggiungi funghi e sedano e friggi finché sono cotti. Metti da parte un paio di funghi per decorazione.

◈ Versa l'acqua nella padella, metti timo e aceto e porta a bollore. Cuoci per 15 minuti, finché il sedano è morbido.

◈ Versa la panna acida vegana nella zuppa e mescola finché

non si forma un composto omogeneo. Metti nei piatti, guarnisci con un paio di funghi fritti e spolvera con il prezzemolo tritato.

Buon Appetito!

Gazpacho

Il pomodoro non perde le sue proprietà benefiche quando viene cotto; al contrario, aumenta la concentrazione di licopene, un antiossidante che aiuta a prevenire le malattie cardiache.

Dettagli

Tempo di preparazione: 10 minuti Tempo di cottura: 15 minuti Porzioni: 4

Valori Nutrizionali (Per Porzione)

Kcal. per porzione: 82 Grassi: 16gr

Proteine: 2gr

Carboidrati: 3.4gr

Ingredienti

- 3 pomodori

- 2 cetrioli

- 1 peperone dolce

- 1 cipolla

- 1 cucchiaio di olio di oliva

- 3 spicchi di aglio

- Prezzemolo e altre erbe aromatiche a piacere

- Salsa n.4 a piacere

- 60gr di cracker di segale

Preparazione

◈ Sbollenta i pomodori, togli la pelle.

◈ Frulla le verdure.

◈ Aggiungi le spezie, l'olio di oliva e il succo di limone.

◈ Fai raffreddare la zuppa.

◈ Prima di servire aggiungi la salsa n.4 e spolvera con le erbe e i cracker.

87

Buon Appetito!

PORTATE PRINCIPALI

Risotto ai funghi

Non devi seguire dei corsi di cucina per colpire i tuoi ospiti con delle delizie gastronomiche. Ecco il risotto ai funghi, versione chetogenica.

Dettagli

Tempo di preparazione: 10 minuti Tempo di cottura: 45 minuti Porzioni: 4

Valori Nutrizionali (Per Porzione)

Kcal. per porzione: 624 Grassi: 52gr

Proteine: 18gr

Carboidrati: 8gr

Ingredienti

- 450gr di cavolfiore
- 300ml di brodo vegetale
- 250gr di funghi
- 2 spicchi di aglio
- 1 cipolla
- 260ml di panna
- 44ml di aceto
- 170gr di parmigiano grattugiato
- 140gr di burro
- Erbe provenzali a piacere
- Salc c pcpc a piaccrc

Preparazione

◈ Friggi i funghi nel burro finché sono dorati, poi aggiungi cipolla e aglio. Friggi per altri 3 minuti.

◈ Trita finemente il cavolfiore e mettilo in padella.

◈ Fai bollire il brodo e versalo nella padella, aggiungi l'aceto e porta a bollore. Sala, versa la panna e continua a fare bollire finché il cavolo è morbido e i liquidi in eccesso sono evaporati.

◈ Togli dal fuoco, aggiungi il parmigiano e mescola finché si è sciolto. Metti il risotto nei piatti e decora con le erbe aromatiche.

Buon Appetito!

Pizza di verdure

Nella pizza italiana tradizionale si usa un impasto, si sa, ma nella nostra versione apprezziamo la semplicità delle verdure. Tutti dovrebbero poter mangiare la pizza.

Dettagli

Tempo di preparazione: 10 minuti Tempo di cottura: 15 minuti Porzioni: 4

Valori Nutrizionali (Per Porzione)

Kcal. per porzione: 454 Grassi: 31gr

Proteine: 20gr

Carboidrati: 8gr

Ingredienti

- 2 tazze di cavolfiore grattugiato

- 2 cucchiai di farina di cocco

- ½ cucchiaino di sale

- 4 uova (polvere)

- 1 cucchiaio di psillio in polvere

Preparazione

◈ Preriscalda il forno a 160°C.

◈ Stendi un pezzo di carta da forno per la pizza.

◈ Mescola gli ingredienti per l'impasto, poi mettili da parte per 5 minuti per consentire alla farina di cocco e al psillio di assorbire i liquidi e di addensarsi.

◈ Stendi l'impasto su una teglia in maniera uniforme. Cuoci per 15 minuti o finché non è dorato.

◈ Togli dal forno e aggiungi i condimenti che vuoi.

Buon Appetito!

Pasticcio teriyaki con cavolfiore

Questo pasticcio chetogenico è una delle mie ricette preferite! Sono molto fan della cucina asiatica, e in particolare del wok, della salsa teriyaki e della frittura al salto. Certo, ho dovuto eliminare la carne, ma ho tenuto il resto degli ingredienti e la salsa.

Dettagli

Tempo di preparazione: 10 minuti Tempo di cottura: 50 minuti Porzioni: 6

Valori Nutrizionali (Per Porzione)

Kcal. per porzione: 304 Grassi: 17gr

Proteine: 30gr

Carboidrati: 4.1gr

Ingredienti

- 1 cucchiaio di zenzero macinato
- 1 cucchiaio di aglio in polvere
- 1 cucchiaio di aceto di riso
- 90ml di salsa di soia
- 120ml di acqua
- 30ml di olio di oliva
- 400gr di cavolfiore
- 60gr di carote
- 115gr di broccoli

Preparazione

◈ In una ciotola, mischia zenzero, aglio e aceto.

◈ Aggiungi acqua e salsa di soia.

◈ Aggiungi l'olio di oliva. Mescola bene la salsa finché non è omogenea e densa.

◈ Metti i broccoli e le carote a cubetti e il cavolfiore in

una teglia.

◈ Versaci sopra tutta la salsa teriyaki, mescola, copri con un foglio di alluminio e cuoci in forno preriscaldato a 180°C per un'ora.

Buon Appetito!

Melanzane con tofu e funghi

Una ricetta meravigliosa per una cena in famiglia o con amici.

Dettagli

Tempo di preparazione: 15 minuti Tempo di cottura: 45 minuti Porzioni: 4

Valori Nutrizionali (Per Porzione)

Kcal. per porzione: 99 Grassi: 9gr

Proteine: 4gr

Carboidrati: 3gr

Ingredienti

- 370gr di funghi champignon

- 370gr di melanzane

* 1 cipolla

* 2 pomodori

* 100gr di tofu

* 90ml di salsa n.4

Preparazione

◈ Lava e pulisci i funghi. Tagliali a fette.

◈ Taglia i pomodori e le cipolle.

◈ Taglia le melanzane.

◈ Grattugia il tofu.

◈ Metti in una teglia a strati: melanzana – formaggio - funghi – melanzana – formaggio – funghi – pomodori – maionese – formaggio.

Buon Appetito!

Pizza senza glutine

Questa ricetta è per chi non può vivere senza pizza. Puoi aggiungere i condimenti che preferisci. È una pizza molto gustosa e salutare.

Dettagli

Tempo di preparazione: 10 minuti Tempo di cottura: 45 minuti Porzioni: 4

Valori Nutrizionali (Per Porzione)

Kcal. per porzione: 241.6 Grassi: 18.5gr

Proteine: 8.5gr

Carboidrati: 12gr

Ingredienti

- 115gr di farina di riso

- 60ml di olio di semi di girasole o di oliva

- 60ml di salsa n.1

- 140gr di formaggio vegano a piacere

- 115gr di pomodori

- 115gr di peperoni

- 60gr di zucchine

- Erbe provenzali a piacere

- Sale e pepe a piacere

Preparazione

◈ Mescola la farina e l'olio vegetale finché non si addensano.

◈ Aggiungi la panna acida e mescola bene.

◈ Crea una palla con l'impasto e mettila in freezer per 30 minuti.

◈ Taglia pomodori, zucchine, peperoni.

◈ Stendi l'impasto.

◈ Coprilo con del concentrato di pomodoro e disponi le zucchine.

◈ Aggiungi i pomodori e i peperoni.

❖ Metti in forno per 15 minuti a 160°C.

❖ Grattugia il formaggio, spolveralo sulla pizza e inforna per 3 minuti.

Buon Appetito!

Cavolfiore con mandorle

Il cavolfiore migliora il metabolismo e promuove la guarigione delle ulcere nelle membrane mucose grazie alle fibre delicate, che vengono processate facilmente dal corpo senza causare disagio. Le mandorle contengono proteine, calcio, fosforo e ferro, essenziali per il corpo.

Dettagli

Tempo di preparazione: 10 minuti Tempo di cottura: 25 minuti Porzioni: 4

Valori Nutrizionali (Per Porzione)

Kcal. per porzione: 119 Grassi: 9.8gr

Proteine: 4gr

Carboidrati: 3.9gr

Ingredienti

- 1 cavolfiore

- 4 cucchiai di olio di oliva

- Una manciata di mandorle

- 4 spicchi di aglio

- Sale e pepe a piacere

Preparazione

◈ Preriscalda il forno a 180°C. Lava il cavolfiore, taglia le infiorescenze e sbollenta in acqua salata per 5 minuti.

◈ Taglia l'aglio a fette.

◈ Ungi una teglia con l'olio, disponi il cavolfiore. Spolvera l'aglio tritato e le mandorle con sale e pepe; mescola (con le mani per comodità).

◈ Metti il cavolfiore in forno per 20-25 minuti. Schiaccialo leggermente prima di servirlo.

◈ Servi come piatto a sé o insieme a dei funghi.

Buon Appetito!

Biscotto con pomodoro, basilico e tofu

La cosa bella di questa ricetta chetogenica è che il biscotto non deve essere per forza bello per essere molto buono. In realtà, è vero l'opposto: più ha un aspetto semplice, più è buono.

Dettagli

Tempo di preparazione: 10 minuti Tempo di cottura: 30 minuti Porzioni: 3

Valori Nutrizionali (Per Porzione)

Kcal. per porzione: 323 Grassi: 24gr

Proteine: 14gr

Carboidrati: 7.9gr

Ingredienti

- 85gr di farina di mandorle

- 2 cucchiai di fecola di patate

- 15gr di aglio macinato

- 30gr di tofu (tritato)

- 15ml di salsa n.2 (pesto)

- 4 foglie di basilico fresco

- 4 pomodori ciliegino

Preparazione

◈ Preriscalda il forno a 180°C. Mescola farina di mandorle, aglio e un po' d'acqua.

◈ Aggiungi la fecola di patate e mescola finché non si forma un composto omogeneo.

◈ Crea una palla di impasto e mettila su un foglio di carta da forno.

◈ Premi leggermente la palla al centro. Il biscotto dovrebbe essere spesso circa 1cm. Potrebbe essere appiccicosa, quindi bagnati prima le mani con l'acqua.

◈ Stendi il pesto al centro del biscotto, lasciando liberi i bordi. Aggiungi tofu, foglie di basilico e pomodori.

◈ Usando gli angoli della carta da forno, chiudi gli angoli della crosta e coprili un po' col ripieno.

◈ Cuoci per 20-25 minuti, finché la crosta è scura.

Buon Appetito!

DOLCI

Tartufi al formaggio

È una ricetta chetogenica per un dolce squisito che sa di cioccolato, caffè e rum. Invece di essere fatto di cioccolato, il tartufo è composto di polvere di cacao senza zucchero e formaggio spalmabile, ed è molto facile da preparare.

Dettagli

Tempo di preparazione: 5 minuti Tempo di cottura: 15 minuti Porzioni: 24

Valori Nutrizionali (Per Porzione)

Kcal. per porzione: 72.7 Grassi: 10gr

Proteine: 1.2gr

Carboidrati: 1.7gr

Ingredienti

- 450gr di formaggio spalmabile

- 60gr di polvere di cacao senza zucchero

- 4 cucchiai di dolcificante

- ¼ di cucchiaino di estratto liquido di stevia

- ½ cucchiaino di estratto di rum

- 1 cucchiaio di caffè istantaneo

- 2 cucchiai di acqua

- 1 cucchiaio di panna montata

- 24 stampini per caramelle (per servire)

Preparazione

❖ In una ciotola grande, mischia formaggio spalmabile, metà della polvere di cacao, dolcificante, stevia, estratto di rum, caffè istantaneo, acqua e panna.

❖ Con un frullatore, mischia tutti gli ingredienti fino ad avere un composto omogeneo.

◈ Prendi la polvere di cacao restante. Prendi un cucchiaino di composto e crea una palla con le mani, poi coprila con la polvere di cacao. Dovresti potere fare 24 tartufi. Mettili negli stampini per caramelle.

◈ Metti in frigo per un'ora prima di servire.

Buon Appetito!

Muffin di cavolfiore

Una ricetta chetogenica fantastica – solo 2.2 grammi di carboidrati per muffin! Quando mai si è vista una cosa del genere? E sono anche molto facili da preparare!

Dettagli

Tempo di preparazione: 10 minuti Tempo di cottura: 45 minuti Porzioni: 12

Valori Nutrizionali (Per Porzione)

Kcal. per porzione: 109 Grassi: 8.7gr

Proteine: 6.1gr

Carboidrati: 2.2gr

Ingredienti

- 100gr di cavolfiore

- 30gr di farina di mandorle

- ½ cucchiaino di feta

- 2 cucchiaini di lievito in polvere

- 2 cucchiaini di aglio in polvere

- 2 cucchiaini di sedano

- 2 cucchiaini di origano

- 2 cucchiai di fiocchi di avena

- Paprika a piacere

- Sale e pepe

Preparazione

◈ Macina il cavolfiore, mettilo in una ciotola grande e aggiungi tutti gli ingredienti secchi.

◈ Trita finemente il cavolfiore e metti in padella.

◈ Versa i fiocchi di avena insieme a dell'acqua calda e mescola bene, finché il composto inizia ad addensarsi.

◈ Metti il composto in degli stampini per cupcake.

◈ Spolvera con la feta. Cuoci per 35 minuti in forno preriscaldato a 180°C.

Buon Appetito!

Biscotto al cocco

Queste bombe deliziose contengono molti grassi. Se senti la mancanza dei dolci, puoi preparare questo biscotto.

Dettagli

Tempo di preparazione: 10 minuti Tempo di cottura: 15 minuti Porzioni: 6

Valori Nutrizionali (Per Porzione)

Kcal. per porzione: 483 Grassi: 42.5gr

Proteine: 11.8gr

Carboidrati: 12.2gr

Ingredienti

- 115gr di tofu

- Latte di soia

* 115gr di scaglie di cocco

* 1 cucchiaino di xilitolo a piacere

Preparazione

❖ Metti il tofu in un frullatore con una buona quantità di latte di soia, frulla fino a creare un composto liscio.

❖ Aggiungi un dolcificante e le scaglie di cocco, mescola delicatamente.

❖ Scalda il forno a 180°C.

❖ Crea delle palline.

❖ Metti le palle di cocco su un foglio di carta da forno.

❖ Cuoci i biscotti per 10-15 minuti, finché sono dorati.

Buon Appetito!